癌予防、癌と闘うジュースレシピ 55: 免疫力を高め、消化を良くし、より健康になる方法

ジョセフ　コレア著

Joseph Correa

公認スポーツ栄養士

著作権

この刊行物は、主題内容に関して、正確で信頼できる情報を提供するよう意図されています。

著者も発行者も、医療アドバイスは提供はしていないという理解の上で、本書は販売されています。もし医療アドバイスやアシスタントが必要な場合は、医師にご相談下さい。

本書はガイドであり、あなたの健康を損なう方法で使用されるべきではありません。栄養プランを始める前に、医師に相談し、そのプランがあなたに合ったものかご確認下さい。

著者からの挨拶

家族からの動機づけと協力なしには、本書の
実現と成功はなかったでしょう。

癌予防、癌と闘うジュースレシピ 55: 免疫力を高め、消化を良くし、より健康になる方法

ジョセフ　コレア著

Joseph Correa

公認スポーツ栄養士

目次

著者について

公認スポーツ栄養士として、適切な栄養取得が、身体や精神にポジティブに影響することを心から信じています。何年にもおいて私が健康でいられるのは、私の知識や経験のおかげで、家族や友達にもそれらの知識や経験を共用しています。健康な食事や水分の摂り方を知れば知るほど、自分の食生活や人生をより早く改善したいと思うでしょう。

栄養素は健康で長生きする為の鍵となります。さぁ今日から始めましょう。

はじめに

「癌予防、癌と闘うジュースレシピ 55」は、ジュースに含まれる様々でパワフルな食材を通して、強い免疫システムを助長します。癌予防は深刻なトピックで、心血管運動、適度な休息、適切な栄養素によって対処されないといけません。ここに紹介するレシピは食事に取って代わるものではなく、あなたの日々の食生活を補足するものです。

身体に適切な栄養素を与えることに時間を費やさないと、長いスパンでマイナスの影響があります。だからこそ、この本は将来に起こりうる問題を防ぎながら、癌と闘える強い免疫システムをもった身体を育てる方法を教えます。

この本によって：

―免疫システムを強化できる

―消化を改善できる

―エネルギーが増える

―日々、健康になれる

―身体から毒素を除去できる

ジョセフ　コレアは公認スポーツ栄養士であり、プロのスポーツ選手です。

癌予防、癌と闘うジュースレシピ 55

1. ベータカロチンパワー

効果:

ベータカロチンはヘルシーな食生活に欠かせない栄養素です。ある特定の癌になるリスクを減らす効果があると共に、癌細胞の生殖を遅くするとも言われます。カンタロープと人参はどちらもベータカロチンを多く含みます。オレンジがうまみと酸っぱさを加え、ビタミンCを豊富に供給します。

材料:

● 皮つきカンタロープ　1/3個

- 人参　3本

- 皮なしオレンジ　1個

作り方:

全ての材料を水洗いします。

それぞれからよく果汁を絞り、新鮮なジュースをいただきます。

総カロリー: 190

ビタミン: ビタミン A 15µg, ビタミン C 25mg, カルシウム 10mg

ミネラル: ナトリウム 65mg, ポタシウム 32 mg

糖質 8g

2.　　抗酸化促進ジュース

効果:

このジュースは、栄養価が高く、美味しいだけでなく、免疫システムを高め、細胞を傷つけて癌へと導く可能性のある遊離基を除外します。1日のいつに飲んでも良いジュースです。

材料:

- 種抜きアプリコット4個

- 苺　大6個

- オレンジ　1個

作り方:

全ての材料を水洗いします。

それぞれからよく果汁を絞り、新鮮なジュースをいただきます。

総カロリー: 90

ビタミン: ビタミンA ビタミンC 8mg, カルシウム 10mg

ミネラル: ナトリウム 32 mg, ポタシウム 29 mg

糖質 4 g

3.　パワフルヒーラー

効果:

たまねぎやあさつき同様に、にんにくが胃や腸の癌の発生リスクを下げる効果があるといくつかの研究が示しています。その理由は、にんにくに含まれる硫黄化合物で、癌細胞の発達を遅くする効果があるとされています。

ブロッコリーはビタミン A、ビタミンBとカルシウムが豊富に含まれ、健康で強い身体に変えてくれます。

材料:

- 人参　大4本

- ブロッコリー4房

- にんにく1片

作り方:

全ての材料を水洗いします。

それぞれからよく果汁を絞り、新鮮なジュースをいただきます。

総カロリー: 163

ビタミン: ビタミン A 5μg, ビタミン C 9mg, カルシウム 11mg

ミネラル: ナトリウム 15mg, ポタシウム 19 mg

糖質 3 g

4.　クリーマリー　オブ　ライフ

効果:

洋ナシに豊富に含まれる銅とビタミンC　は、遊離基による細胞へのダメージを防ぐ抗酸化物質の働きをします。オレンジに含まれるリモノイドは、口中、肌、肺、胸、胃、結腸の癌と闘う効果があるといわれます。

材料:

- リンゴ– 2, 360g

- セロリ - 3 本, 190g

- 皮なしオレンジ- 125g

- 洋ナシ – 中　2 個　350g

- サツマイモ - 127g

作り方:

全ての材料を水洗いします。

それぞれからよく果汁を絞り、新鮮なジュースをいただきます。

総カロリー: 330

ビタミン: ビタミン A 690μg, ビタミン C 75mg, カルシウム 150mg

ミネラル: ナトリウム 152mg, ポタシウム 130mg

糖質 60g

5.　キャロットミックス

効果:

トマトに含まれるカロチノイドの1種、リコピンは肺、前立腺、結腸癌を防ぐ働きがあるといわれます。人参 は免疫システムを助長し、白血球の働きを促進し、体内の余分な水分を除く働きがあります。人参は脳卒中のリスクを68%低くし、肺癌のリスクを50%下げるといわれています。また、豊富に含まれるベータカロチンが免疫力を高めます。

材料:

- 人参 - 144g

- セロリ - 3 本, 192g

- きゅうり - 1/2 本 150g

- パセリ - 2 つかみ 80g

- トマト – 中3 個　365g

作り方:

全ての材料を水洗いします。

それぞれからよく果汁を絞り、新鮮なジュースをいただきます。

総カロリー: 90

ビタミン: ビタミン A 980µg, ビタミン C 150mg, カルシウム 211mg

ミネラル: ナトリウム 235mg, ポタシウム 190mg

糖質 16g

6. スイート　グレープフルーツ

効果:

生姜は、悪性の腫瘍の発達を遅らせる、または発生を防ぐことが検証されています。オレンジに含まれる抗酸化物質は遊離基のダメージから肌を守り、心疾患のリスクを減らす効果があります。

材料:

- クランベリー - 3 カップ, 290g

- 生姜- 45g

- 皮なしグレープフルーツ-400g

- オレンジ- 3 個　350g

作り方:

全ての材料を水洗いします。

それぞれからよく果汁を絞り、新鮮なジュースをいただきます。

総カロリー: 213

ビタミン: ビタミン A 124μg, ビタミン C 210mg, カルシウム 140mg

ミネラル: ナトリウム 10mg, ポタシウム 130mg

糖質 51g

7. スーパー ストロベリー タイム

効果:

体内において遊離基が起こすダメージを防ぐ抗酸化物質を多く含み、身体を解毒する効果がある為、苺は癌の死亡率を下げるといわれています。またリンゴの皮の成分は、結腸や肝臓癌のリスクを下げるといわれています。

材料:

- リンゴ- 大2 個 440g

- レモン - 1/2 個 32g

- 苺 – 3カップ, 430g

作り方:

全ての材料を水洗いします。

それぞれからよく果汁を絞り、新鮮なジュースをいただきます。

総カロリー: 190

ビタミン: ビタミン A 9μg, ビタミン C 180mg, カルシウム 71mg

ミネラル: ナトリウム 5mg, ポタシウム 790mg

糖質 45g

8. グリーンマイル ミックス

効果:

ビタミンＣは、消化器官の潰瘍の発生を減らし、胃癌のリスクも減らします。ほうれん草に含まれるカロチンは、癌を防いだり、癌と闘ったりする働きがあり、強い抗酸化作用や抗癌作用を持ちます。ほうれん草に含まれる豊富な鉄分は、血液をつくり、体内に新鮮な酸素を循環させます。

材料:

- メキャベツ–１房 17g

- きゅうり -1本, 300g

- オレンジ- 2個, 260g

- パイナップル–¼個　225g

- ほうれん草–4 つかみ　102g

作り方:

全ての材料を水洗いします。

それぞれからよく果汁を絞り、新鮮なジュースをいただきます。

総カロリー: 180

ビタミン: ビタミン A 430μg, ビタミン C 209mg, カルシウム 215mg

ミネラル: ナトリウム 74mg, ポタシウム 130mg, 糖質 34g

9. ココナツ PO ミックス

効果:

ビタミンCが豊富に含まれたオレンジは、心疾患のリスクを減らし、胃がんのリスクも減らします。ココナツは全ての種類の癌のリスクを減らす可能性があるといわれます。

材料:

- ココナツの実- 中1 個 390g

- オレンジ – 大2 個 365g

- 桃 – 中2 個 300g

作り方:

全ての材料を水洗いします。

それぞれからよく果汁を絞り、新鮮なジュースをいただきます。

総カロリー: 950

ビタミン: ビタミン A 59μg, ビタミン C 156mg, カルシウム 148mg

ミネラル: ナトリウム 53mg, ポタシウム 180mg

糖質 53g

10. パイナップル ペッパーミント コンボ

効果:

洋ナシに豊富に含まれるビタミン C は、遊離基による細胞のダメージを防ぐ抗酸化物質の宝庫です。また、果糖や、ブドウ糖も多く含まれ、エネルギーの元となります。. 苺 は記憶力、集中力、脳の情報処理力を改善するといわれます。

材料:

- 洋ナシ – 中1 個 175g

- ペッパーミント - 0.75g

- パイナップル- ½個 450g

- 苺 - 1 カップ, 140g

作り方:

全ての材料を水洗いします。

それぞれからよく果汁を絞り、新鮮なジュースをいただきます。

総カロリー: 220

ビタミン: ビタミン A 11μg, ビタミン C 214mg, カルシウム 67mg

ミネラル: ナトリウム 4mg, ポタシウム 612mg

糖質 41g

11. ACG ジュース

効果:

オレンジに含まれるリモノイドは、口中、肌、肺、胃、そして胸の癌と闘う効果があります。生姜は悪性腫瘍の発達を防ぐ効果があると証明されており、リンゴに抗がん作用があることも忘れないでいましょう。

材料:

- リンゴ –中 3 個 540g

- セロリ – 大4 本, 255g

- 生姜- ¼房6g

- 皮付きレモン - 1/2 個 30g

- 皮なしオレンジ- 大1 個 181g

作り方:

全ての材料を水洗いします。

それぞれからよく果汁を絞り、新鮮なジュースをいただきます。

総カロリー: 211

ビタミン: ビタミン A 420μg, ビタミン C 120mg, カルシウム 200mg

ミネラル: ナトリウム 201mg, ポタシウム 1520 mg,

糖質 54g

12. グリーン　フレンド

効果:

ピーマンは抗酸化作用が強く、すい臓や前立腺の癌予防に効きます。トマトは、あらゆる面で乳がんを防ぐメラトニンの宝庫です。

材料:

- 青リンゴ – 中 2 個 360g

- 人参 –中 3 本 180g

- きゅうり - 1 本　300g

- マスカット - 15 粒 90g

- ピーマン-中 1 個 115g

- トマト – 中1 個(直径2-3/5インチ) 120g

作り方:

全ての材料を水洗いします。

それぞれからよく果汁を絞り、新鮮なジュースをいただきます。

総カロリー: 220

ビタミン: ビタミン A 1290μg, ビタミン C 150mg, カルシウム 150mg

ミネラル: ナトリウム 132mg, ポタシウム 1654mg

糖質: 39

13.　Tライフ

効果:

豊富なポタシウムは、ストレスの症状を和らげます。トマトには、身体の組織を壊す遊離基を防ぐとされるリコピンなどの抗酸化物質が含まれています。

材料:

- ドライバジルパウダー- 1 つまみ, 0.17g

- カリフラワー – 中1/2 房、294g

- きゅうり - 1 本 301g

- チェリートマト - 2 カップ、298g

- リンゴ- 1個, 180g

作り方:

全ての材料を水洗いします。

それぞれからよく果汁を絞り、新鮮なジュースをいただきます。

総カロリー: 100

ビタミン: ビタミン A 101μg, ビタミン C 130mg, カルシウム 98mg

ミネラル: ナトリウム 74g, ポタシウム 140g

糖質 11g

14. ブロッコリーパワー

効果:

ビタミンCとアミノ酸のおかげで、ブロッコリーは解毒作用があります。身体から、遊離基を取り除き、血液をきれいにします。ブロッコリーは、余分なエストロゲンを身体から除き、乳がんと子宮がんのリスクを減らします。また、抗酸化物質と食物繊維を含みます。

材料:

- リンゴ – 中1個 182g

- ブルーベリー - 1カップ 148g

- ブロッコリー - 1房 151g

- 人参 – 大3本 210g

作り方:

全ての材料を水洗いします。

それぞれからよく果汁を絞り、新鮮なジュースをいただきます。

総カロリー: 202

ビタミン: ビタミン A 230µg, ビタミン C 110mg, カルシウム 150mg

ミネラル: ナトリウム 220mg, ポタシウム 140mg

糖質 40g

15.　３ウェイ

効果:

1日1個リンゴを食べることで、乳がんのリスクを減らし、結腸癌のリスクも下げるといわれています。ビタミンCが豊富なので、オレンジは白血球を助長し、感染症から守るといわれています。

材料:

- リンゴ – 中4 個720g

- セロリ – 大2 本, 125g

- 皮なしオレンジ- 2 個 261g

作り方:

全ての材料を水洗いします。

それぞれからよく果汁を絞り、新鮮なジュースをいただきます。

総カロリー: 320

ビタミン: ビタミン A 51μg, ビタミン C 125mg, カルシウム 140mg

ミネラル: ナトリウム 71mg, ポタシウム 112mg

糖質 76g

16. ビートミックス

効果:

人参 はコレステロール値を下げ、心臓発作の発生率を下げます。ビートは白血病の治療薬として、一部の国で使われています。ビートはベタインというアミノ酸を含んでおり、抗がん作用があります。

材料:

- リンゴ – 中1 個 180g

- ビート- 1 個175g

- 人参 – 中10 本 630g

- レモン - 1/2 個 42g

- 皮なしキウイ- 2 個 260g

作り方:

全ての材料を水洗いします。

それぞれからよく果汁を絞り、新鮮なジュースをいただきます。

総カロリー: 320

ビタミン: ビタミン A 3900µg, ビタミン C 160mg, カルシウム 250mg

ミネラル: ナトリウム 430mg, ポタシウム 230mg

糖質 60g

17.　リンゴ-ほうれん草　コンボ

効果:

ほうれん草は、乳がん、子宮頸がん、前立腺がん、胃がん、皮膚がん等の癌細胞の分裂を遅らせます。洋ナシ は果糖が豊富に含まれ、手軽に自然な形でエネルギーを得ることができます。

材料:

- リンゴ – 中1個　180g

- 人参 – 中5 本 304g

- きゅうり - 1 本 300g

- 洋ナシ – 中1 個 175g

- ほうれん草 - 2 つかみ 50g

作り方:

全ての材料を水洗いします。

それぞれからよく果汁を絞り、新鮮なジュースをいただきます。総カロリー: 210

ビタミン: ビタミン A 1850μg, ビタミン C 58mg, カルシウム 165mg

ミネラル: ナトリウム 150mg, ポタシウム 130mg

糖質 39g

18. エキゾチック　スルフォラファン　ジュース

効果:

ケールに含まれるスルフォラファンは、癌細胞を自ら壊すよう誘発し、特に結腸癌を防ぐ直接的な効果があるといわれています。生姜は炎症を防ぐため、あらゆる病気の治癒となります。

材料:

- **生姜**- 1/2 房 12g

- ケール – 葉4 枚 140g

- マンゴー - 1 個 335g

- パイナップル - 1 カップ, さいの目切り 165g

作り方:

全ての材料を水洗いします。

それぞれからよく果汁を絞り、新鮮なジュースをいただきます。

総カロリー: 219

ビタミン: ビタミン A 619µg, ビタミン C 250mg, カルシウム 216mg

ミネラル: ナトリウム 35mg, ポタシウム 101mg

糖質 48g

19. レッドマンゴーブレックファスト

効果:

ベータカロチンの摂取はある種類の癌、特に肺がんのリスクを減らすといわれています。苺は血液をさらさらにし、血栓ができるのを防ぎ、心臓の負担を減らすといわれています。

材料:

- リンゴ – 中2 個 362g

- 赤キャベツ – 葉2 枚 46g

- 人参 – 中3 本 180g

- 皮なしマンゴー - 1 個 336g

- 苺 - 1.5 カップ, 216g

作り方:

全ての材料を水洗いします。

それぞれからよく果汁を絞り、新鮮なジュースをいただきます。

総カロリー: 230

ビタミン: ビタミン A 1300μg, ビタミン C 141mg, カルシウム 192mg

ミネラル: ナトリウム 242mg, ポタシウム 1328mg

糖質 20g

20. キウイ　キック

効果:

苺は、記憶力や脳の情報処理力を高め、身体を解毒します。キウイに含まれる栄養素は抗酸化物質です。

材料:

- ブルーベリー - 2 カップ 290g

- キウイ - 2 個 135g

- ペパーミント − 葉50 枚 2.5g

- 苺 − 中16個 190g

作り方:

全ての材料を水洗いします。

それぞれからよく果汁を絞り、新鮮なジュースをいただきます。

総カロリー: 175

ビタミン: ビタミン A 13μg, ビタミン C 170mg, カルシウム 65mg

ミネラル: ナトリウム 5mg, ポタシウム 620mg

糖質 3g

21.　ブラックベリー　レイン

効果:

洋ナシは高血圧を防ぐ抗酸化作用や抗がん作用があります。ビタミン Cが豊富に含まれた食物と摂ることは、消化器官の潰瘍の発生を減らし、拠って胃がんのリスクを減らします

材料:

- ブラックベリー - 1 カップ 140g

- キウイ - 1 個　65g

- **洋ナシ** – 中1 個 175g

- 皮と芯をとったパイナップル- 1/4 個 220g

作り方:

全ての材料を水洗いします。

それぞれからよく果汁を絞り、新鮮なジュースをいただきます。

総カロリー: 150

ビタミン: ビタミン A 19μg, ビタミン C 135mg, カルシウム 71mg

ミネラル: ナトリウム 5mg, ポタシウム 610mg

糖質 35g

22. ケール　ファイター

効果:

コラードは計り知れないほどの植物栄養素とジインドリルメタン（DIM）や、スルフォラファンなどの有効な抗がん物質を含み、前立腺や乳がんに効果があると証明されています。

材料:

- リンゴ – 中1 個 182g

- コラード　グリーン - 1 カップ, 刻んだもの 36g

- ケール – 葉4 枚 (8-12インチ) 140g

- 赤ピーマン – 中1 個 119g

作り方:

全ての材料を水洗いします。

それぞれからよく果汁を絞り、新鮮なジュースをいただきます。

総カロリー: 110

ビタミン: ビタミン A 1400μg, ビタミン C 192mg, カルシウム 180mg

ミネラル: ナトリウム 103mg, ポタシウム 124mg

糖質 18g

23. ゴールデン レモン エネルギー

効果:

20,000 人を対象にした研究によると,リンゴを食べる量が多かった人は、肺がんになる可能性が40%低かったといいます。ビタミンKが豊富に含まれていることは、カルシウムを骨にするのに重要で、骨の健康に欠かせません。

材料:

- リンゴ – 中2 個 360g
- きゅうり - 1/2 本 150g
- レモン - 1 個 65g
- ほうれん草- 5 カップ 150g

作り方:

全ての材料を水洗いします。

それぞれからよく果汁を絞り、新鮮なジュースをいただきます。

総カロリー: 140

ビタミン: ビタミン A 490µg, ビタミン C 51mg, カルシウム 140mg

ミネラル: ナトリウム 85mg, ポタシウム 980mg

糖質 25g

24. ヘルシー　トリプル P

効果:

研究によると、リンゴの皮に含まれる物質は肝臓がんのリスクを57%減らすといわれています。**パセリに含まれる物質は、動物実験において血中の抗酸化物質を増やすのに使われています**

材料:

- リンゴ – 中1/2 個 90g

- きゅうり - 1/2 本 150.5g

- 生姜- 1 房24g

- 種ぬきパパイヤ- 1/4 個, 195.25g

- パセリ - 1 つかみ 40g

- 洋ナシ – 中1/2 個 89g

作り方:

全ての材料を水洗いします。

それぞれからよく果汁を絞り、新鮮なジュースをいただきます。

総カロリー: 125

ビタミン: ビタミン A 251μg, ビタミン C 120mg, カルシウム 122mg

ミネラル: ナトリウム 65mg, ポタシウム 700mg

糖質 20g

25. レットアス（レタス）ヘルプ　ユー

効果:

レタスジュースは細胞レベルの水分補給に最適です。また、ベータカロチン、ビタミンC,ビタミンEなどの抗酸化物質が豊富に含まれています。これらの栄養素は早期老化を防ぐともいわれます。

材料:

- リンゴ – 中2個 360g

- セロリ – 大2本, 125g

- きゅうり - 1/2本 150g

- レタス - 2カップ　94g

作り方:

全ての材料を水洗いします。

それぞれからよく果汁を絞り、新鮮なジュースをいただきます。

総カロリー: 154

ビタミン: ビタミン A 320µg, ビタミン C 61mg, カルシウム 125mg

ミネラル: ナトリウム 76mg, ポタシウム 874mg

糖質 34g

26. スイート　ブレンド

効果:

ビートを濃い紫―深紅色にする色素は、有効な抗がん物質です。研究によると、ビートジュースは結腸や胃がんの発達を抑制するといわれています。**材料:**

- リンゴ(ゴールデンデリシャス) – 2, 364g

- ビート - 2 個 164g

- 人参- 大1 本 72g

- サツマイモ – 1個 , 130g

作り方:

全ての材料を水洗いします。

それぞれからよく果汁を絞り、新鮮なジュースをいただきます。

総カロリー: 234

ビタミン: ビタミン A 986μg, ビタミン C 155mg, カルシウム 110mg

ミネラル: ナトリウム 156mg, ポタシウム 1390mg

糖質 41g

27.　メロン　ワールド

効果:

スイカから摂れるリコピンはその抗酸化作用と抗がん作用を、広く研究されています。特に、前立腺がんによく効くといわれています。

材料:

トマト‐中1個120g

スイカ‐大1スライス570g

作り方:

全ての材料を水洗いします。

それぞれからよく果汁を絞り、新鮮なジュースをいただきます。

総カロリー: 109

ビタミン: ビタミン A 142μg, ビタミン C 41mg,
カルシウム 31mg

ミネラル: ナトリウム 6mg, ポタシウム 620mg

糖質 22g

28. フルーツ　ダンス

効果:

豊富な量のビタミンAやカロチノイドは、加齢に関係した目の問題を防いでくれます。研究によると、リンゴに含まれるペクチンは、結腸癌のリスクを下げ、健康な消化器官を維持します。このジュースは、また抗酸化作用があり、免疫システムや、消化器官の助長、利尿作用があるといいます。

材料:

- リンゴ－中2個 360g

- アボカド－1個 200g

- セロリ－大3本, 190g

- 葡萄 - 15 粒　90g

- ほうれん草 - 2 カップ 60g

作り方:

全ての材料を水洗いします。

それぞれからよく果汁を絞り、新鮮なジュースをいただきます。

総カロリー: 320

ビタミン: ビタミン A 235μg, ビタミン C 51mg, カルシウム 143mg

ミネラル: ナトリウム 139mg, ポタシウム 1690mg

糖質 28g

29. キャロット　パス

効果:

研究によると、生の人参を食べている女性は、食べていない女性に比べて5－8倍　乳がんになる率が低いといわれています。人参に含まれるペクチンは、血清コレステロール値を下げます。

材料:

- リンゴ－中1個 182g

- 人参－中3本 182g

- にんいく - 2片6g

- **生姜**- 1房 24g

作り方:

全ての材料を水洗いします。

それぞれからよく果汁を絞り、新鮮なジュースをいただきます。

総カロリー: 98

ビタミン: ビタミン A 1083μg, ビタミン C 47mg, カルシウム 82mg

ミネラル: ナトリウム 97mg, ポタシウム 705mg

糖質 15g

30. KL ジュース

効果:

ケールは、あらゆる癌と闘う臓器硫黄化合物, の宝庫です。最近の研究では、スパイスが体内に吸収されたコレステロール量を減らす作用があるとされ、生姜がLDLコレステロールを下げる役割があるとされています。

材料:

- セロリ – 大4 本, 256g

- きゅうり - 1 本 301g

- 生姜- 1 房 24g

- ケール – 葉6 枚 210g

作り方:

全ての材料を水洗いします。

それぞれからよく果汁を絞り、新鮮なジュースをいただきます。

総カロリー: 220

ビタミン: ビタミン A 200µg, ビタミン C 99mg, カルシウム 34mg

ミネラル: ナトリウム 12mg, ポタシウム 64mg

糖質 10g

31. レモン トッピング

効果:

ビートは、ベタインというアミノ酸を含んでいるため、白血病の治療に使われます。レモン汁には、ポタシウムという血圧を調整する要素が含まれるため、心臓に問題がある人はレモン汁を飲むといいといわれています。

材料:

- ビート - 1 個175g

- 赤キャベツ- 葉2 枚 46g

- 人参 – 中3 本 183g

- ライム- 1/2 個 42g

- オレンジ - 1 個131g

- リンゴ－1個 180g

作り方:

全ての材料を水洗いします。

それぞれからよく果汁を絞り、新鮮なジュースをいただきます。

総カロリー: 296

ビタミン: ビタミン A 500μg, ビタミン C 152mg, カルシウム 52mg

ミネラル: ナトリウム 40mg, ポタシウム 190mg

糖質 19g

32.　フィエスタ　カクテル

効果:

オレンジに多く含まれるフラボノイドは、心疾患のリスクを下げ、免疫システムを増強します。また、オレンジのビタミンCは、抗酸化物質で、細胞を遊離基によるダメージから守ります。

材料:

- リンゴ – 中2個 360g

- セロリ – 中2本, 80g

- きゅうり - 1本 301g

- レモン - 1/2個 42g

- 皮なしオレンジ- 2個 260g

作り方:

全ての材料を水洗いします。

それぞれからよく果汁を絞り、新鮮なジュースをいただきます。

総カロリー: 190

ビタミン: ビタミン A 48μg, ビタミン C 98mg, カルシウム 40mg

ミネラル: ナトリウム 19mg, ポタシウム 101mg

糖質: 12g

33. オレンジ　バナナ　ライフ

効果:

リンゴは　色んな種類の癌のリスクを下げるので素晴らしい果物です。また、オレンジはビタミンCが豊富に含まれ、免疫システムを強化します。

材料:

- リンゴ – 中1個 180g

- きゅうり - 1本 301g

- オレンジ – 大1個 154g

- バナナ- 中1本　150 g

作り方:

全ての材料を水洗いします。

それぞれからよく果汁を絞り、新鮮なジュースをいただきます。

総カロリー: 215

ビタミン: ビタミン A 20μg, ビタミン C 70mg, カルシウム 79mg,

ミネラル: ナトリウム 156, ポタシウム 900mg

糖質 25g

34. BOA タイム

効果:

リンゴは、身体を遊離基 から守り、**オレンジ**
は癌のリスクを下げることでよく知られてい
ます。.バナナはポタシウム をたくさん含んで
います。

材料:

- リンゴ – 大1 個 213g

- **皮なしオレンジ** - 1 個　316g

- 皮なしバナナ – 中1 本150 g

作り方:

全ての材料を水洗いします。

それぞれからよく果汁を絞り、新鮮なジュースをいただきます。

総カロリー: 209

ビタミン: ビタミン A 110μg, ビタミン C 64mg, カルシウム 30mg

ミネラル: ナトリウム 49mg, ポタシウム 390mg

糖質 7g

35. レモン　マンゴ　キッカー

効果:

レモンは身体を健康に維持し、皮膚がんから守ってくれます。マンゴーは結腸癌や乳がんの発生を減らします。

材料:

- リンゴ− 中1個 180g

- 皮なしレモン- 1/2 個 25g

- 皮なしマンゴー　−1/2 個 70 g

作り方:

全ての材料を水洗いします。

それぞれからよく果汁を絞り、新鮮なジュースをいただきます。

総カロリー: 90

ビタミン: ビタミン A 420μg, ビタミン C 14.9mg, カルシウム 20mg,

ミネラル: ナトリウム 12mg, ポタシウム 230mg

糖質 4g

36. リンゴ とライムのコンボ

効果:

キャベツは血圧が上がるのを抑制し、血圧管理できるようにします。**洋ナシは、栄養価が高く、あらゆる癌の発生を防ぎます。**

材料:

- リンゴ- 中1 個 180 g

- 赤キャベツ- 葉2 枚 52g

- ライム - ½個27g

- 洋ナシ –中 2 個 346g

作り方:

全ての材料を水洗いします。

それぞれからよく果汁を絞り、新鮮なジュースをいただきます。

総カロリー: 205

ビタミン: ビタミン A 29μg, ビタミン C 48.1mg, カルシウム 40mg

ミネラル: ナトリウム 12mg, ポタシウム 400mg

糖質 5g

37. 洋ナシ　ワールド

効果:

洋ナシ は免疫システムを作り上げるのに効果があり、レモンはビタミンCが多く含まれるため、抗酸化作用が強く、免疫システムを強化し、癌から守ってくれます。

材料:

- **皮なしレモン**–½ 個25g

- **洋ナシ**- 中1 個 170g

- ほうれん草–2 つかみ 50g

- バナナ–中 2 本 300g

作り方:

全ての材料を水洗いします。

それぞれからよく果汁を絞り、新鮮なジュースをいただきます。

総カロリー: 190

ビタミン: ビタミン A 210µg, ビタミン C 83mg, カルシウム 150mg,

ミネラル: ナトリウム 33mg, ポタシウム 230mg

糖質 8g

38. モーニング　ビート　サプライズ

効果:

リンゴは、有効な自然の抗酸化物質です。リンゴの皮からとれる物質が、結腸と肝臓癌のリスクを下げるといわれています。ビートは炎症をよくする効果があり、視覚を改善するといわれています。

材料:

- リンゴ – 中1個180g

- ビート - 1/2個 40g

- **皮なしオレンジ**- 中1個 140 g

- ほうれん草- 1 つかみ 25g

作り方:

全ての材料を水洗いします。

それぞれからよく果汁を絞り、新鮮なジュースをいただきます。

総カロリー: 84

ビタミン: ビタミン A 300μg, ビタミン C 19mg, カルシウム 21mg,

ミネラル: ナトリウム 30mg, ポタシウム 218mg

糖質 5g

39. 葡萄と **セロリ** のコンボ

効果:

バナナは、心臓の健康を保ち、オレンジは癌のリスクを下げ、セロリは良質の塩分を含みます。オレンジに含まれるリモノイドは、口中、皮膚、肺、胸、胃、結腸の癌と闘う効果があるといわれています。

材料:

- 皮なしバナナ– 中1 本150g

- セロリ – 2本, 142g

- 葡萄 – 14 粒 80g

- オレンジ- 中1 個140 g

作り方:

全ての材料を水洗いします。

それぞれからよく果汁を絞り、新鮮なジュースをいただきます。

総カロリー: 90

ビタミン: ビタミン A 108µg, ビタミン C 40mg, カルシウム 80mg

ミネラル: ナトリウム 30mg, ポタシウム 100mg

糖質 4g

40. PAC パンチ

効果:

リンゴは癌のリスクを下げ、桃は栄養価とビタミンが高く、人参はベータカロチンの宝庫です。人参は、白血球の働きを助長し、体内から余分な水分を除きます。

材料:

- 桃 – 中3個　450g

- リンゴ –中1 個 180 g

- 人参- 2本、80g

作り方:

全ての材料を水洗いします。

それぞれからよく果汁を絞り、新鮮なジュースをいただきます。

総カロリー: 352

ビタミン: ビタミン A 600uq, ビタミン C 45mg, カルシウム 40mg,

ミネラル: ナトリウム 12mg, ポタシウム 310mg

糖質 6g

41.　ダブル　ビート

効果:

パセリ と トマトは、抗酸化物質が豊富で、高血圧を正常値に戻す働きをし、忘れてはならないのが、人参は癌のリスクを軽減します。

材料:

- ビート - 1 個　81g

- 人参 – 中1 本　60g

- セロリ – 大2 本, 125g

- パセリ - 4 つかみ 160g

- トマト-2個、 120g

作り方:

全ての材料を水洗いします。

それぞれからよく果汁を絞り、新鮮なジュースをいただきます。

総カロリー: 203

ビタミン: ビタミン A 1273μg, ビタミン C 200.4mg, カルシウム

ミネラル: ナトリウム 44mg, ポタシウム 62mg

糖質 21 g

42.　C プラス

効果:

生姜は悪性腫瘍の発展を遅らせ、または、防止し、人参に含まれるペクチンは血清コレステロール値を下げます。

材料:

- 人参 – 大3 本215g

- セロリ – 大4 本, 255g

- きゅうり - 1/2 本 150g

- 生姜- 1/2 房11g

- リンゴ-中1個　80 g

作り方:

全ての材料を水洗いします。

それぞれからよく果汁を絞り、新鮮なジュースをいただきます。

総カロリー: 141

ビタミン: ビタミン A 1201μg, ビタミン C 17mg, カルシウム 150mg

ミネラル: ナトリウム 270mg, ポタシウム 1307mg

糖質 23g

43. CAB ミックス

効果:

リンゴはコレステロールを下げ、あらゆる種類の癌のリスクを下げます。きゅうりに関する一部の研究では、癌細胞が分裂する速度を抑制する働きがあるといわれています。

材料:

- リンゴ- 中1 個 180g

- ビート – 1個80g

- きゅうり- 135g

作り方:

全ての材料を水洗いします。

それぞれからよく果汁を絞り、新鮮なジュースをいただきます。

総カロリー: 165

ビタミン: ビタミン A 603µg, ビタミン C 17mg, カルシウム 40mg

ミネラル: ナトリウム 95mg, ポタシウム 750

糖質 30g

44. 癌ファイター

効果:

リンゴは肝臓をきれいにします。リンゴの皮から摂れる物質は、肝臓癌やその他の癌のリスクを減らします。

材料:

- リンゴ – 中1個 180g

- 葡萄 - 80g

- 人参 – 大2本 140g

- ライム- 1個60 g

作り方:

全ての材料を水洗いします。

それぞれからよく果汁を絞り、新鮮なジュースをいただきます。

総カロリー: 95

ビタミン: ビタミン A 707μg. ビタミン C 17mg, カルシウム 55mg

ミネラル: 銅: ナトリウム 125mg, ポタシウム 603mg

糖質 22g

45. ジャングル　グリーン

効果:

1日1個のリンゴは癌を予防します。レモンはあらゆる種類の癌や、免疫システムの欠乏と闘ってくれます。

材料:

- 苦瓜- 1 個110g

- マンゴー- 大1/2 個 160g

- 皮なしレモン- 1 個 80g

- リンゴ- 中1 個 80g

作り方:

全ての材料を水洗いします。

それぞれからよく果汁を絞り、新鮮なジュースをいただきます。

総カロリー: 55

ビタミン: ビタミン A 78μg, ビタミン C 157mg, カルシウム 49mg

ミネラル: ナトリウム 43mg, ポタシウム 81mg

糖質 12g

46.　トリプル C

効果:

セロリは抗酸化物質でよく知られており、コリアンダーは、癌と闘う際に重要な強い骨とパワフルな免疫システムを維持するのに有効です

材料:

- 人参 – 中3 本 180g

- セロリ – 大2 本, 120g

- コリアンダー - 1 つかみ 32g

- リンゴ – 中1 個 80g

作り方:

全ての材料を水洗いします。

それぞれからよく果汁を絞り、新鮮なジュースをいただきます。

総カロリー: 20

ビタミン: ビタミン A 336μg, ビタミン C 18.2mg, カルシウム 80

ミネラル: ナトリウム 25mg, ポタシウム 120mg

糖質 5g

47. ライト　ミックス

効果:

ビートは炭水化物をたくさん含んでおり、即席のエネルギー源となります。研究によると、ビートジュースは結腸癌の発展を防ぐ効果があり、ライムは自然な消毒剤となります。

材料:

- リンゴ – 中1個 180g

- ビート - 1個 80g

- ライム - 1/2個 29g

- ほうれん草- 2カップ 60g

作り方:

全ての材料を水洗いします。

それぞれからよく果汁を絞り、新鮮なジュースをいただきます。

総カロリー: 179

ビタミン: ビタミン A 9μg, ビタミン C 101mg, カルシウム 50mg

ミネラル: ナトリウム 45mg, ポタシウム 625mg

糖質 36g

48. バナナ　オン　トップ

効果:

トマトジュースは、抗酸化物質と利尿作用があり、消化器官も改善します。また、肺や腎臓を解毒する働きもあります。リンゴは肺がんのリスクを下げます。

材料:

- リンゴ – 中2 個350g

- **きゅうり** - 1 **本** 300g

- ほうれん草 - 2 カップ 60g

- トマト – 中1 個　115g

- バナナ-中1本　150g

作り方:

全ての材料を水洗いします。

それぞれからよく果汁を絞り、新鮮なジュースをいただきます。

総カロリー: 190

ビタミン: ビタミン A 1012µg, ビタミン C 98mg, カルシウム 150mg

ミネラル: ナトリウム 129mg, ポタシウム 1505mg

糖質 31g

49. トマト フロー

効果:

トマトは、特に皮の部分に集中して抗炎症性の物質を 含んでいます。この物質は、炎症と闘い、ある種の癌を予防する働きがあるといわれます。

材料:

- **セロリ** – 大1本, 60g

- コリアンダー - 1つかみ 35g

- にんにく - 1片 3g

- チェリートマト - 1カップ 145g

作り方:

全ての材料を水洗いします。

それぞれからよく果汁を絞り、新鮮なジュースをいただきます。

総カロリー: 30

ビタミン: ビタミン A 151µg, ビタミン C 86mg,

ミネラル: ナトリウム 140mg, ポタシウム 620mg

糖質 5g

50. リモノイド チェック

効果:

レモンに含まれるリモノイドは癌の発展を防ぎ、リンゴは癌になるリスクを下げるといわれます。

材料:

- リンゴ – 中3個 545g

- セロリ – 大3本, 190g

- 葡萄- 70g

- 皮なしレモン - 1個 58g

作り方:

全ての材料を水洗いします。

それぞれからよく果汁を絞り、新鮮なジュースをいただきます。

総カロリー: 212

ビタミン: ビタミン A 679µg, ビタミン C 131.4mg, カルシウム 230mg

ミネラル: ナトリウム 179mg, ポタシウム 1430mg

糖質 51g

51.　マンゴー　ジンジャー

効果:

オレンジに含まれるフラボノイドの1つ、ヘスペリジンは、高血圧を下げ、癌を予防します。生姜は悪性腫瘍の成長を妨げる効果があると証明されています。

材料:

- **生姜**- 1/2 房　10g

- 葡萄: 140g

- マンゴー- 1 個330g

- **オレンジ** – 小1 個 95g

- パイナップル- 1 カップ, 細切れ 165g

作り方:

全ての材料を水洗いします。

それぞれからよく果汁を絞り、新鮮なジュースをいただきます。

総カロリー: 230

ビタミン: ビタミン A 625μg, ビタミン C 294.2mg, カルシウム 201mg

ミネラル: ナトリウム 40mg, ポタシウム 1104mg

糖質: 4g

52. ジンジャー　パイナップル　デライト

効果:

パイナップルは、加齢に関係する黄斑変性の
進行リスクを下げるといわれています。**生姜
は、悪性腫瘍の成長を防ぎ、高熱を取り除き
ます。**

材料:

- **生姜**- 1/2 房 10g

- マンゴー - 1 個　335g

- **オレンジ** – 小1 個 95g

- パイナップル- 1 カップ, 細切れ 165g

作り方:

全ての材料を水洗いします。

それぞれからよく果汁を絞り、新鮮なジュースをいただきます。

総カロリー: 212

ビタミン: ビタミン A 536μg, ビタミン C 328.1mg, カルシウム 321mg,

ミネラル: ナトリウム 39mg, ポタシウム 1088mg

糖質 44g

53.　スイート　グリーン

効果:

リンゴは、脳細胞を遊離基によるダメージか
ら守り, ブロッコリーは全ての種類の癌のリス
クを減らします。ケールに含まれるスルフォ
ラファンは、癌予防、特に結腸癌予防に有効
で、癌細胞に自らを破壊するよう働きかけま
す。

材料:

- リンゴ – 中1個 180g

- ブロッコリー - 150g

- コラードグリーン-1 カップ, 刻んだもの 35g

- ケール – 葉4 枚 (8-12インチ) 140g

- オレンジ-1個, 135 g

作り方:

全ての材料を水洗いします。

それぞれからよく果汁を絞り、新鮮なジュースをいただきます。

総カロリー: 158

ビタミン: ビタミン A 650μg, ビタミン C 213mg, カルシウム 180

ミネラル: ナトリウム 126mg, ポタシウム 953mg

糖質 21g

54. タンポポ　ミックス

効果:

タンポポの若葉は、癌のリスクを減らし、ストレスレベルも低くしてくれることでよく知られています。**レモンは**、身体の免疫力を強化、維持するビタミン C の宝庫です。

材料:

- リンゴ – 中2 個 360g

- **きゅうり** - 1/2 **本** 150g

- タンポポの若葉- 1 カップ, 刻んだもの 55g

- **レモン** - 1/2 個　42g

- **サツマイモ**- 120g

作り方:

全ての材料を水洗いします。

それぞれからよく果汁を絞り、新鮮なジュースをいただきます。

総カロリー: 178

ビタミン: ビタミン A 531μg, ビタミン C 130mg, カルシウム 200mg,

ミネラル: ナトリウム 95mg, ポタシウム 1013mg

糖質 25g

55. ABP スタート

効果:

リンゴは癌のリスクを下げる為、とても良い果物です。ピーマンは、パワフルな抗酸化物質を含んでおり、すい臓や前立腺がんを防いでくれる役割を果たします。

材料:

- リンゴ – 中2 個 350g

- ビート - 2 個 160

- 人参- 1本、65g

- 赤ピーマン- 中1個　115g

作り方:

全ての材料を水洗いします。

それぞれからよく果汁を絞り、新鮮なジュースをいただきます。

総カロリー: 230

ビタミン: ビタミン A 970µg, ビタミン C 124mg, カルシウム 103mg,

ミネラル: ナトリウム 10 mg, ポタシウム 231 mg

糖質 6g

著者によるその他の作品

体重を減らすジュースレシピ 50:

10 日以内に痩せる方法

究極の体づくり：

薬やシェイクなしで、プロのボディビルダーやコーチの間で利用されている、体調・栄養・精神的な強さを、向上させるための効果的な秘密とコツを学びます

www.ingramcontent.com/pod-product-compliance
Lightning Source LLC
Chambersburg PA
CBHW062145020426
42334CB00020B/2515